Debjit Bhowmik
K.P.Sampath Kumar
Rishab Bhanot

Avanços recentes no sistema de administração transdérmica de medicamentos

Debjit Bhowmik
K.P.Sampath Kumar
Rishab Bhanot

Avanços recentes no sistema de administração transdérmica de medicamentos

ScienciaScripts

Imprint
Any brand names and product names mentioned in this book are subject to trademark, brand or patent protection and are trademarks or registered trademarks of their respective holders. The use of brand names, product names, common names, trade names, product descriptions etc. even without a particular marking in this work is in no way to be construed to mean that such names may be regarded as unrestricted in respect of trademark and brand protection legislation and could thus be used by anyone.

Cover image: www.ingimage.com

This book is a translation from the original published under ISBN 978-3-659-62530-5.

Publisher:
Sciencia Scripts
is a trademark of
Dodo Books Indian Ocean Ltd. and OmniScriptum S.R.L publishing group

120 High Road, East Finchley, London, N2 9ED, United Kingdom
Str. Armeneasca 28/1, office 1, Chisinau MD-2012, Republic of Moldova, Europe
Printed at: see last page
ISBN: 978-620-7-73848-9

ÍNDICE DE CONTEÚDOS

CAPÍTULO 1

INTRODUÇÃO

Os sistemas convencionais de medicação que requerem uma terapêutica multidose apresentam numerosos problemas e complicações. A conceção de uma forma de dosagem convencional, quer se trate de um comprimido, de uma injeção ou de um adesivo, para administrar a quantidade certa de medicamento no local-alvo certo, torna-se complicada se cada medicamento tiver de ser administrado de uma forma óptima e preferida por cada doente. O ímpeto para o desenvolvimento de novos sistemas de administração de medicamentos, para além da eficácia terapêutica, é o custo. Redesenhar os módulos e os meios de transporte de medicamentos para o organismo é uma tarefa menos exigente e mais lucrativa. Para resolver estes problemas, foi desenvolvido um novo sistema de libertação controlada de fármacos, que facilita a libertação do fármaco na circulação sistémica a uma taxa pré-determinada. A libertação controlada de fármacos pode ser conseguida através de sistemas transdérmicos de administração de fármacos (TDDS), que podem administrar medicamentos através do portal cutâneo para a circulação sistémica a uma taxa predeterminada durante um período de tempo prolongado. Os TDDS ganharam muito interesse durante a última década, uma vez que oferecem muitas vantagens em relação às formas de dosagem convencionais e aos sistemas orais de libertação controlada, nomeadamente evitar o metabolismo hepático de primeira passagem, diminuir a frequência de administração, reduzir os efeitos secundários gastrointestinais e melhorar a adesão dos doentes. No caso dos produtos transdérmicos, o objetivo da conceção da dosagem é maximizar o fluxo através da pele para a circulação sistémica e, simultaneamente, minimizar a retenção e o metabolismo do fármaco na pele. A administração de fármacos na circulação sistémica através da pele gerou muito interesse durante a última década, uma vez que os sistemas transdérmicos de administração de fármacos (TDDS) oferecem muitas vantagens em relação às formas de dosagem convencionais e aos sistemas orais de libertação controlada, evitando o metabolismo hepático de primeira passagem, diminuindo a frequência de administração, reduzindo os efeitos secundários gastrointestinais e melhorando a adesão dos doentes. A ciência e a tecnologia farmacêuticas registaram um enorme progresso nos últimos anos. Os avanços na terapêutica e a necessidade de otimizar a administração de medicamentos no organismo aumentaram o valor da forma de dosagem na terapia. Esta maior consciencialização resultou num aumento da sofisticação e do nível de especialização na conceção, desenvolvimento, fabrico, ensaio e regulamentação de medicamentos e formas de dosagem. Os sistemas convencionais de medicação requerem normalmente uma terapêutica com doses múltiplas. Há também flutuações no pico das concentrações plasmáticas e os medicamentos que sofrem metabolismo hepático de primeira passagem necessitam de uma dose elevada para atingir uma concentração plasmática efectiva por via oral de administração, pelo que é necessária uma atenção especial à monitorização da terapêutica para evitar a sobredosagem. A infusão intravenosa contínua é reconhecida como um modo superior de administração de fármacos que mantém um nível constante e prolongado de fármaco no organismo e contorna o "metabolismo de primeira passagem" hepático. No entanto, este modo de administração de fármacos acarreta certos riscos e, por conseguinte, exige a hospitalização do doente e uma estreita supervisão médica da administração. Está a tornar-se evidente que os benefícios da infusão intravenosa podem ser duplicados sem os seus riscos, utilizando a pele como porta de administração do medicamento através de um sistema de administração transdérmica de medicamentos. Isto é conhecido como administração transdérmica e os sistemas de administração de medicamentos são conhecidos como sistemas terapêuticos transdérmicos ou popularmente como adesivos transdérmicos. A administração transdérmica de medicamentos oferece numerosas vantagens em relação a outras vias de administração, incluindo a sua acessibilidade e carácter não invasivo, permitindo uma administração fácil e conveniente. Esta abordagem resulta na entrada direta de moléculas bioactivas na circulação sistémica, evitando assim o metabolismo de primeira passagem, os transportadores de efluxo, bem como as enzimas metabolizadoras/digestivas e as condições desfavoráveis associadas a outras vias de administração, como a oral. A absorção percutânea é a base para o desenvolvimento de sistemas de administração transdérmica de medicamentos.

VANTAGENS

1. A medicação transdérmica fornece uma infusão constante de um fármaco durante um período de tempo alargado. Os efeitos adversos ou a falha terapêutica frequentemente associados à dosagem intermitente também podem ser evitados.

2. A administração transdérmica pode aumentar o valor terapêutico de muitos

fármacos, evitando problemas específicos associados ao fármaco, por exemplo, irritação gastrointestinal, baixa absorção, decomposição devido ao efeito hepático de "primeira passagem", formação de metabolitos que causam efeitos secundários, semivida curta que requer doses frequentes, etc.

3. Devido à vantagem acima referida, é possível obter um efeito terapêutico equivalente através da administração transdérmica de medicamentos com uma dose diária de medicamento inferior à necessária, por exemplo, se o medicamento for administrado por via oral.

4. O regime de medicação simplificado leva a uma melhor adesão do doente e a uma redução da variabilidade inter e intra-doente.

5. Por vezes, a manutenção de uma concentração constante do fármaco na biofase não é desejada. A aplicação e a remoção do penso transdérmico produzem a sequência óptima do efeito farmacológico.

6. A autoadministração é possível com estes sistemas.

7. A administração do medicamento pode ser interrompida em qualquer altura, removendo o penso transdérmico.

DESVANTAGENS

1. O fármaco deve ter algumas propriedades físico-químicas desejáveis para penetrar através do estrato córneo e, se a dose de fármaco necessária para o valor terapêutico for superior a 10 mg/dia, a administração transdérmica será muito difícil, se não impossível. São preferíveis doses diárias inferiores a 5 mg/dia.

2. A irritação da pele ou a dermatite de contacto devido ao medicamento, aos

excipientes e aos potenciadores do medicamento utilizados para aumentar a absorção percutânea é outra limitação.

3. A necessidade clínica é outro domínio que tem de ser cuidadosamente examinado antes de se tomar a decisão de desenvolver um produto transdérmico.

4. A função de barreira da pele altera-se de um local para outro na mesma pessoa, de pessoa para pessoa e com a idade.

PROPRIEDADES DESEJÁVEIS PARA O CANDIDATO TRANSDÉRMICO:

Propriedades físico-químicas:

1. O medicamento deve ter um peso molecular inferior a 500 Daltons.

2. O fármaco deve ter afinidade com as fases lipofílica e hidrofílica.

3. O medicamento deve ter um ponto de fusão baixo.

Propriedades biológicas:

1. O medicamento deve ser potente, com uma dose diária da ordem de alguns mg/dia.

2. A meia-vida (t1/2) do medicamento deve ser curta.

3. O medicamento não deve induzir uma irritação cutânea ou uma reação alérgica.

4. Os fármacos que se degradam no trato gastrointestinal ou que são inactivados pelo efeito hepático de primeira passagem são candidatos adequados para administração transdérmica.

5. O perfil de libertação quase nulo da administração transdérmica não deve permitir o desenvolvimento de tolerância ao fármaco.

6. Os medicamentos que têm de ser administrados durante um longo período de tempo ou que causam efeitos adversos em tecidos não visados podem também ser formulados para administração transdérmica. Embora as vantagens da administração transdérmica tornem esta via de administração muito desejável, apenas um número selecionado de fármacos é adequado como candidato à administração transdérmica devido ao obstáculo natural à entrada do fármaco imposto pela função de barreira da pele. Nas últimas duas décadas, registaram-se progressos significativos na obtenção de um melhor controlo da administração através da pele. A investigação tem sido direccionada para encontrar formas de administrar diferentes tipos de moléculas de fármacos com a ajuda de diferentes técnicas de melhoramento.

POLÍMERO UTILIZADO EM TDDS

Os polímeros são a espinha dorsal dos TDDS, que controlam a libertação do fármaco a partir do dispositivo. A matriz polimérica pode ser preparada por dispersão do fármaco numa base polimérica sintética em estado líquido ou sólido. Além disso, devem proporcionar uma libertação consistente e eficaz de um fármaco durante o prazo de validade previsto para o produto e devem ser seguros.

Polímeros naturais: por exemplo, derivados de celulose, gelatina, goma-laca, ceras, gomas, quitosano, etc.

Elastómeros sintéticos: por exemplo, poli butadieno, poli isobutileno, silicone, nitrilo, acrilonitrilo, neopreno, borracha butílica, etc.

Polímeros sintéticos: por exemplo, álcool polivinílico, cloreto de polivinilo, polietileno, polipropileno, poliacrilato, poliamida, poliureia, polivinilpirrolidona, polimetacrilato de metilo, etc.

ABORDAGENS DE FORMULAÇÃO UTILIZADAS NO DESENVOLVIMENTO DE TDDS:

1. SISTEMAS CONTROLADOS POR PERMEAÇÃO DE MEMBRANA:

Exemplo de sistemas controlados por permeação de membrana para copolímero de etileno e acetato de vinilo com uma propriedade definida de permeabilidade ao fármaco. TDDS de libertação de nitroglicerina para medicação uma vez por dia na angina de peito.

2. SISTEMA DO TIPO DISPERSÃO ADESIVA:

Um exemplo de adesivo de poli-isobutileno ou de poli-acrilato espalha o adesivo medicamentoso por vazamento com solvente ou por fusão a quente numa folha plana de suporte de plástico metálico impermeável ao medicamento para formar uma camada fina de reservatório de medicamento. Sobre a camada de reservatório do fármaco, são aplicadas camadas finas de polímero adesivo não medicamentoso de permeabilidade específica e espessura constante, produzindo um sistema adesivo de administração de fármacos controlado por difusão.

3. SISTEMAS CONTROLADOS POR DIFUSÃO DE MATRIZES:

O medicamento é preparado através da dispersão homogénea de partículas de medicamento numa matriz de polímero hidrofílico ou lipofílico. O polímero medicamentoso resultante é então moldado num disco medicamentoso com uma área de superfície definida e uma espessura controlada. O disco de polímero contendo o reservatório do medicamento é então colado numa placa de base oclusiva num compartimento fabricado a partir de um suporte de plástico impermeável ao medicamento. Nitroglicerina TDDS para angina de peito. $Q/t1/2 = [(2A-CP)\ Cp\ Dp]\ 1/2$ A=dose inicial de carga do fármaco dispersa na matriz polimérica Cp & Dp =solubilidade e difusividade do fármaco no polímero, respetivamente Vantagem; ausência de descarga da dose devido à rutura do polímero.

4. TIPO DE MICRO RESERVATÓRIO:

O reservatório do fármaco é formado pela primeira suspensão dos sólidos do fármaco numa solução aquosa de um polímero líquido solúvel em água e, em seguida, pela dispersão homogénea da suspensão do fármaco num polímero lipofílico. Dependendo das propriedades físico-químicas do fármaco e da taxa desejada de libertação do fármaco, o dispositivo pode ainda ser revestido com uma camada de polímero biocompatível para modificar o mecanismo e a taxa de libertação do fármaco. O dispositivo é produzido colocando o disco medicamentoso no centro e envolvendo-o com um rebordo adesivo. Exemplo: Nitroglicerina TDDS para angina de peito.

CAPÍTULO 2

FACTORES QUE AFECTAM A PERMEABILIDADE TRANSDÉRMICA

O principal mecanismo de transporte através da pele dos mamíferos é a difusão passiva, que é principalmente a via trans-epidérmica em estado estacionário ou através da via trans-apendicular em estado inicial não estacionário. Os factores que controlam a permeabilidade transdérmica podem ser classificados nas seguintes classes

Coeficiente de partição:

Os fármacos que possuem solubilidade lipídica e aquosa são absorvidos favoravelmente através da pele. O coeficiente de permeabilidade transdérmica mostra uma dependência linear do coeficiente de partição. Um coeficiente de partição lípido/água igual ou superior a um é geralmente necessário para uma permeabilidade transdérmica óptima. O coeficiente de partição de uma molécula de fármaco pode ser alterado por modificação química dos seus grupos funcionais, o que pode ser feito sem afetar a atividade farmacológica do fármaco. Foi estabelecido que o coeficiente de partição da membrana aumenta exponencialmente à medida que o comprimento da cadeia alquílica lipofílica aumenta. O coeficiente de partição de uma molécula de fármaco também pode ser alterado através da variação do veículo.

Estado do PH:

A aplicação de soluções cujos valores de pH são muito elevados ou muito baixos pode ser destrutiva para a pele. Com valores de pH moderados, o fluxo de fármacos ionizáveis pode ser afetado por alterações no pH que alteram a proporção de espécies carregadas e não carregadas e a sua permeabilidade transdérmica.

Concentração de penetração:

Partindo do princípio de que o transporte é limitado pela membrana, o aumento da concentração do fármaco dissolvido provoca um aumento proporcional do fluxo. Numa concentração superior à solubilidade, o excesso de fármaco sólido funciona como um reservatório e ajuda a manter uma concentração constante do fármaco durante um período de tempo prolongado.

Propriedades físico-químicas dos sistemas de administração de medicamentos:
Geralmente, os veículos do sistema de administração de medicamentos não aumentam a taxa de penetração de um medicamento na pele, mas servem como transportadores do medicamento e dependem principalmente do seguinte

Características da libertação

A libertação do fármaco do sistema de administração de fármacos depende da permeação transdérmica, ou seja, quanto maior for a permeação transdérmica do fármaco, maior será a sua libertação. O mecanismo do sistema de administração do fármaco depende do facto de as moléculas do fármaco estarem dissolvidas ou suspensas no sistema de administração, do coeficiente de partição interfacial do fármaco dos sistemas de administração para o tecido cutâneo.

Composição do sistema de administração de medicamentos

A composição do sistema de administração de fármacos afecta não só a taxa de libertação do fármaco, mas também a permeabilidade do estrato córneo através da hidratação, da mistura com lípidos da pele ou de outros efeitos promotores da sorção.

Melhoria da permeação transdérmica

A maioria dos fármacos não penetra na pele a uma velocidade suficientemente elevada para garantir a eficácia terapêutica. Para permitir a permeação transdérmica clinicamente útil da maioria dos fármacos, a penetração pode ser melhorada pela adição de um promotor de sorção ou de permeação ao sistema de administração do fármaco.

CAPÍTULO 3

ESTADO FISIOLÓGICO E PATOLÓGICO DA PELE

Efeito de reservatório da camada córnea: A camada córnea, especialmente a sua camada mais profunda, pode por vezes atuar como um depósito e modificar as características de permeação transdérmica de alguns fármacos. O efeito de reservatório deve-se à ligação irreversível de uma parte do fármaco aplicado à pele. Esta ligação pode ser reduzida através do tratamento da superfície da pele com tensioactivos aniónicos.

Película lipídica: A película lipídica na superfície da pele actua como uma camada protetora para evitar a remoção da humidade da pele e ajuda a manter a função de barreira do estrato córneo. Foi relatado que a desengorduramento desta película diminui a absorção transdérmica.

Hidratação da pele: A hidratação do estrato córneo pode aumentar a permeabilidade transdérmica, embora o grau de aumento da penetração varie de fármaco para fármaco. A hidratação da pele pode ser conseguida simplesmente cobrindo ou ocluindo a pele com uma folha de plástico, o que leva à acumulação de suor e vapor de água condensado. O aumento da hidratação parece abrir as células densas e compactadas da pele e aumentar a sua porosidade.

Temperatura da pele: O aumento da temperatura da pele resulta num aumento da taxa de permeação cutânea devido a um aumento da difusividade devido ao aumento da energia térmica. A alteração da solubilidade do fármaco nos tecidos cutâneos aumenta a vasodilatação dos vasos cutâneos.

Idade da pele: A pele jovem é mais permeável do que a pele envelhecida. As crianças são mais sensíveis à absorção cutânea de toxinas. Assim, a idade da pele é um dos factores que afectam a penetração do medicamento.

Fornecimento de sangue: A alteração da circulação periférica pode afetar a absorção transdérmica. Os capilares e os vasos sanguíneos presentes sob o estrato córneo absorvem o fármaco através da pele. As lesões ou doenças da pele podem alterar a circulação sanguínea periférica.

Local regional da pele: A espessura da pele, a natureza do estrato córneo e a densidade dos apêndices variam de local para local. Estes factores afectam significativamente a penetração. Existem diferenças na estrutura e na química do estrato córneo humano de uma região do corpo para outra. Apesar da sua maior espessura, as regiões plantar e palmar não constituem uma boa barreira de difusão. Assim, o estrato córneo apresenta algumas variações regionais, que afectam a permeabilidade da pele (a Tabela 1) mostra a variação regional do estrato córneo em relação à espessura.

Tabela 1: Variação regional do estrato córneo

Sr. No.	Skin region	Thickness (µm)
1	Abdomen	15.0
2	Volar forearm	16.0
3	Back	10.5
4	Forehead	13.0
5	Scrotum	5.0
6	Back of hand	49.0
7	Palm	400.0
8	Plantar	600.0

Metabolismo da pele: a pele metaboliza esteróides, hormonas, substâncias químicas cancerígenas e alguns medicamentos. Assim, o metabolismo cutâneo determina a eficácia do fármaco que atravessa a pele.

APLICAÇÕES TRANSDÉRMICAS:

Exemplos de aplicações transdérmicas Sistema transdérmico controlado por membrana Sistema adesivo controlado por difusão Sistema tipo dispersão de matriz Sistema microrreservatório Sistema transdérmico controlado por membrana:

Sistema transdérmico controlado por membrana Reservatório encapsulado em compartimento pouco profundo moldado a partir de laminado plástico metálico impermeável ao fármaco e membrana polimérica de controlo da taxa. Fármaco sólido ou disperso em matriz polimérica sólida ou suspenso num meio líquido viscoso (fluido de silicone) Membrana de controlo da taxa - EV AC Polímero adesivo -

silicone ou poliacrilato.

Sistema controlado por difusão de adesivo:

Neste reservatório de fármaco é preparado através da dispersão homogénea de partículas de fármaco na matriz de polímero hidrofílico ou lipofílico. O polímero medicamentoso resultante é então moldado num disco medicamentoso com uma área de superfície definida e uma espessura controlada. Este disco de polímero contendo o reservatório do medicamento é então colado numa placa de base oclusiva num compartimento fabricado a partir de um suporte de plástico impermeável ao medicamento. O polímero adesivo é então espalhado ao longo da circunferência para formar uma tira de rebordo adesivo à volta do disco medicamentoso.

Sistema de tipo de dispersão de matriz:

Trata-se de uma forma simplificada de sistema controlado por permeação de membrana. O reservatório de fármaco é formulado através da dispersão direta do fármaco no polímero de adesão e, em seguida, espalhando o adesivo medicamentoso, por moldagem com solvente ou fusão a quente, sobre uma folha plana de suporte de plástico metálico impermeável ao fármaco para formar uma camada fina de reservatório de fármaco.

Sistema de controlo da dissolução do tipo micro reservatório ou micro selado: É uma combinação de sistema de administração de fármacos do tipo reservatório e difusão de matriz. O reservatório do fármaco é formado pela suspensão dos sólidos do fármaco numa solução aquosa de um polímero líquido solúvel em água e, em seguida, pela dispersão homogénea da suspensão do fármaco em polímeros lipofílicos, nomeadamente elastómeros de silicone, através de uma técnica de dispersão de alta energia, de modo a formar várias esferas microscópicas discretas e inalcançáveis de reservatórios de fármaco. É produzido um sistema terapêutico transdérmico posicionando o disco medicamentoso no centro e envolvendo-o com um rebordo adesivo. Afirma-se que o sistema de micro reservatório segue a ordem zero de libertação de fármacos sem o perigo de dumping de dose.

MÉTODOS ACTIVOS PARA MELHORAR A ADMINISTRAÇÃO TRANSDÉRMICA DE MEDICAMENTOS:

Os progressos recentes nas tecnologias de administração transdérmica de fármacos activos resultaram dos avanços da engenharia de precisão (bioengenharia), da informática, da engenharia química e das ciências dos materiais, que contribuíram para a criação de dispositivos em miniatura e potentes, capazes de facilitar a geração do perfil de administração de fármacos exigido pela resposta clínica. As várias classes de sistemas activos em desenvolvimento incluem: A) Métodos químicos:

Melhoradores de permeação:

Trata-se de compostos que promovem a permeabilidade da pele, alterando-a como uma barreira ao fluxo de um fármaco desejado. Supõe-se que os potenciadores da permeabilidade afectam uma ou mais destas camadas da pele para aumentar a penetração dos fármacos. Um grande número de compostos tem sido investigado quanto à sua capacidade de aumentar a permeabilidade do estrato córneo. Estes podem ser convenientemente classificados sob os seguintes títulos principais:

Solventes: Água, álcoois (metanol e etanol), sulfóxidos de alquilmetilo (dimetilsulfóxido), dimetilacetamida e dimetilformamida, solventes diversos (propilenoglicol, glicerol, palmitato de isopropilo), etc.

Tensioactivos: Os tensioactivos habitualmente utilizados são: Tensioactivos aniónicos (Dioctil-sulfossuccinato, Laurilsulfato de sódio, Decodecil-metil-sulfóxido), tensioactivos não-iónicos (Pluronic F127, Pluronic F68).

Sais biliares: Taurocolato de sódio, desoxicolato de sódio, tauroglicocolato de sódio.

Sistemas binários: Ex: ácido propilenoglicol-oleico e ácido 1,4-butano diol-linoleico.

Produtos químicos diversos: Por exemplo, ureia, N, N-dimetil-m-toluamida, tioglicolato de cálcio, agentes anticolinérgicos.

ABORDAGEM DE PRÓ-FÁRMACOS:

A modificação estrutural das moléculas activas para obter uma melhor permeabilidade é também uma abordagem útil. Envolve a modificação química de um composto farmacologicamente ativo conhecido num derivado bioreversível, com o objetivo de alterar o seu carácter farmacêutico e/ou farmacocinético, melhorando assim o seu fornecimento, eficácia e valor terapêutico. A pele é um órgão metabólico altamente ativo. A capacidade da pele é utilizada pelo pró-fármaco para reverter o fármaco ativo de origem, uma vez que se encontra nas camadas viáveis da pele. Normalmente, os fármacos hidrofílicos difundem-se mal através da pele. O desenvolvimento de derivados com maior lipofilicidade ajuda normalmente a permeação. Historicamente, a abordagem de pró-fármacos foi utilizada para desenvolver derivados resistentes ao metabolismo hepático, mas recentemente tem-se tentado desenvolver moléculas de maior permeabilidade cutânea. Os parâmetros importantes que influenciam a atividade dos pró-fármacos são as propriedades físico-químicas, biofarmacêuticas e farmacocinéticas, bem como a toxicidade e a bioatividade. A pele é um órgão metabólico altamente ativo. Contém uma multiplicidade de enzimas diferentes que podem metabolizar uma vasta gama de xenobióticos sintéticos e naturais. Esta capacidade da pele é utilizada pelos pró-fármacos para reverter o fármaco ativo de origem, uma vez que se encontram nas camadas viáveis da pele. Normalmente, os fármacos hidrofílicos difundem-se mal através da pele. O desenvolvimento de derivados com maior lipofilicidade ajuda geralmente na permeação. A abordagem dos pró-fármacos pode ser utilizada na formulação tópica (corticosteróides), bem como na formulação transdérmica, em que o objetivo é o transporte sistémico de fármacos (agentes anti-hipertensores). A boa solubilidade aquosa é um requisito primário dos pró-fármacos. Por outro lado, uma elevada solubilidade lipídica, ou seja, coeficientes de partição octanol-água mais elevados, favorece a passagem através do SC. A investigação recente demonstrou que as formas das moléculas também desempenham um papel importante. Estudos sobre os isómeros cis e trans do ácido 11-octadecenóico mostraram que a forma cis era capaz de aumentar significativamente o fluxo de ácido salicílico através da epiderme porcina, enquanto os isómeros trans .

QUATRO GRANDES SISTEMAS TRANSDÉRMICOS:

1. TDDS controlado por permeação de membrana de polímero.

2. TDDS controlado por difusão em matriz de polímero.

3. Reservatório de fármaco TDDS controlado por gradiente/sistema do tipo dispersão adesiva.

4. TDDS com controlo de dissolução por microrreservadores.
TDDS controlado por permeação de membrana de polímero. Reservatório de fármacos: Dispersos numa matriz polimérica sólida, por exemplo, poliisobutileno. Suspenso num meio líquido viscoso não lixiviável, por exemplo, fluido de silicone. Fluido de silicone. Dissolvido em solvente. Membrana de controlo da taxa: Microporosa , Não porosa. Ex. Copolímero de etileno-acetato de vinilo. Camada adesiva: Camada fina, adesiva, compatível com o medicamento, hipoalérgica, por ex.: adesivo de silicone. Adesivo de silicone. Ex: Sistema transdérmico de libertação de estradiol Sistema transdérmico de libertação de colinidina .

TDDS controlado por permeação de membrana de polímero:

TDDS controlado por permeação de membrana polimérica A taxa intrínseca de libertação do fármaco é dada por: - dQ / dt - taxa de libertação do fármaco Cr - concentração do fármaco no reservatório. Dm & Da - Coeficiente de difusão na membrana de controlo da taxa e na camada adesiva. hm & ha - Espessura da membrana e da camada adesiva. K m/r & K a/m - Coeficiente de partição para a partição interfacial do fármaco do reservatório para a membrana e da membrana para o adesivo, respetivamente.

TDDS controlado por difusão de matriz de polímero:

Matriz polimérica TDDS controlada por difusão Reservatório de fármaco: - Fármaco disperso homogeneamente numa matriz polimérica hidrofílica ou lipofílica, por exemplo, elastómeros de silicone, poliuretanos, álcoois polivinílicos, etc. Mistura homogénea de fármaco com polímero líquido e polímero altamente viscoso, seguida de reticulação. A uma temperatura elevada, o fármaco é misturado homogeneamente com o polímero emborrachado. Placa de base oclusiva: o reservatório de fármaco contendo o disco de polímero é colado nela. Suporte de plástico impermeável Polímero adesivo: - é espalhado ao longo da circunferência para formar uma faixa de rebordo adesivo à volta do disco medicamentoso, por exemplo, nitroglicerina de libertação transdérmica (Nitro dur).

Reservatório de fármaco controlado por gradiente tdds/sistema do tipo dispersão adesiva:

Reservatório de fármaco Sistema de tipo TDDS/dispersão adesiva controlado por gradiente Forma simplificada de sistema controlado por permeação de membrana. Reservatório de fármaco: - fármaco disperso num polímero adesivo, por exemplo, poliisobutileno, poliacrilato. Camada do reservatório do fármaco: - adesivo medicamentoso espalhado sobre um suporte de plástico metálico impermeável de folha plana, por vazamento de solvente ou fusão a quente. Adesivo de controlo da taxa: - camada fina, não medicamentosa, de permeabilidade específica e espessura constante aplicada no topo da camada de reservatório do fármaco para produzir um sistema de distribuição controlado por difusão. Por exemplo, o dinitrato de isossorbida e o verapamil podem ser administrados de forma controlada neste sistema do tipo dispersão adesiva.

VIA DE PERMEAÇÃO TRANSDÉRMICA:

A permeação de fármacos através da pele inclui a difusão através da epiderme intacta e através dos apêndices cutâneos, ou seja, folículos pilosos e glândulas sudoríparas, que formam vias de derivação através da epiderme intacta. No entanto, estes apêndices cutâneos ocupam apenas 0,1% da superfície total da pele humana e a contribuição desta via é geralmente considerada pequena (com apenas algumas excepções). Como já foi referido, a permeação de fármacos através da pele é normalmente limitada pela SC. Podem ser identificadas duas vias através da barreira intacta, a via lipídica intercelular entre os corneócitos e a via transcelular que atravessa os corneócitos e os lípidos intervenientes; ou seja, em ambos os casos, o permeante tem de se difundir em algum ponto através da matriz lipídica intercelular, que é agora reconhecida como o principal determinante da taxa de transporte percutâneo.

A permeação transdérmica de um fármaco envolve as seguintes etapas:

1. Sorção por SC.

2. Penetração do fármaco através da epiderme viável.

3. Absorção do fármaco pela rede capilar na camada papilar dérmica.

Esta permeação só é possível se o fármaco possuir determinadas propriedades físico-químicas. A pele é um local importante de aplicação de medicamentos, tanto para efeitos locais como sistémicos. No entanto, na pele, o SC é a principal barreira à penetração do fármaco. A tecnologia de reforço da penetração é um desenvolvimento exigente que aumentaria o número de fármacos disponíveis para administração transdérmica. Nas últimas duas décadas, foram feitos avanços significativos para conseguir um melhor controlo da administração através da pele. A investigação tem sido orientada no sentido de encontrar formas de administrar diferentes tipos de moléculas de fármacos através da pele. Uma estratégia para melhorar a permeação cutânea no presente estudo é a utilização de potenciadores de permeação. Uma das abordagens mais fáceis para aumentar a taxa de permeação é a utilização de potenciadores de penetração. Estes são as substâncias adicionadas à formulação farmacêutica para aumentar a permeação da membrana ou a taxa de absorção de um fármaco co-administrado.

CARACTERÍSTICAS IDEAIS DOS POTENCIADORES DE PENETRAÇÃO QUÍMICA:

Idealmente, os potenciadores de penetração reduzem reversivelmente a resistência da barreira da SC sem danificar as células viáveis. Algumas das propriedades mais desejáveis para os potenciadores de penetração que actuam na pele foram indicadas como:[7]

1. Devem ser não tóxicos, não irritantes e não alergénicos.

2. O ideal é que actuem rapidamente, e que a atividade e a duração do efeito sejam ambas

   previsíveis e reproduzíveis.
3. Não devem ter qualquer atividade farmacológica no organismo, ou seja, não devem ligar-se a sítios receptores.

4. Os potenciadores de penetração devem funcionar de forma unidirecional, ou seja, devem permitir a

5. Quando removidas da pele, as propriedades de barreira devem regressar rápida e completamente.

6. Os potenciadores de penetração devem ser adequados à formulação em diversos produtos de uso tópico.

7. Assim, as preparações devem ser compatíveis tanto com os excipientes como com os medicamentos.

8. Devem ser cosmeticamente aceitáveis, com um "tato" cutâneo adequado.

POTENCIADORES QUÍMICOS

Intensificadores químicos

Mecanismo de reforço da penetração química

Os potenciadores de penetração podem atuar através de um ou mais de três mecanismos principais:

1. Perturbação da estrutura altamente ordenada dos lípidos do estrato córneo.

2. Interação com proteínas intercelulares.

3. Melhoria da partição do fármaco, do co-estimulante ou do solvente no estrato córneo (62).

Classificação dos potenciadores de penetração químicos:

1. Sulfóxidos - DMSO, DMF.

2. Azonas- 1-dodecilazaciclo-heptano-2-ona

3. Pirrolidonas - N-metil-2-pirrolidona

4. Óleo essencial, terpenos e terpenóides - óleo de sesquiterpenos, L-mentol

5. Oxazolidinonas - 4-deciloxazolidina-2-ona

6. Ácidos gordos - ácido láurico, ácido mirístico e ácido cáprico

7. glicol - dietilenoglicol e tetraetilenoglicol

8. tensioativo não tónico - éter polioxietileno-2-oleílico, éter polioxietileno-2-estearílico.

CAPÍTULO 4

TIPOS DE INTENSIFICADORES DE PERMEAÇÃO

As diferentes classes de intensificadores de permeação são as seguintes:

Sulfóxidos

O dimetilsulfóxido (DMSO) é um potenciador de penetração eficaz que promove a permeação através da redução da resistência da pele às moléculas do fármaco ou através da promoção da partição do fármaco a partir da forma de dosagem. Foi postulado que o DMSO desnatura as proteínas estruturais intercelulares do SC ou promove a fluidez lipídica através da rutura da estrutura ordenada das cadeias lipídicas. Além disso, o DMSO pode alterar a estrutura física da pele através da eluição de estruturas lipídicas, lipoproteicas e nucleoproteicas do SC.

Álcoois

Os álcoois podem influenciar a penetração transdérmica através de vários mecanismos. O comprimento da cadeia alquílica dos alcanóis é um parâmetro importante na promoção do aumento da permeação. Pensa-se que os alcanóis de menor peso molecular actuam como solventes, aumentando a solubilidade dos fármacos na matriz do SC.

Polióis

Pensa-se que a atividade do propilenoglicol resulta da solvatação de uma queratina no SC; a ocupação de locais de ligação de hidrogénio proteicos reduz a ligação fármaco-tecido, promovendo assim a permeação.

Alcanos

Foi demonstrado que os alcanos de cadeia longa (C7-C16) aumentam a permeabilidade da pele através de uma alteração não destrutiva da barreira cutânea.

Ácidos gordos

A perturbação selectiva das bicamadas lipídicas intercelulares no SC parece ser o principal modo de aumentar a atividade dos ácidos gordos.

Ésteres

Os ésteres, como o acetato de etilo, são compostos relativamente polares, com ligações de hidrogénio, que podem melhorar a permeação de forma semelhante aos sulfóxidos e formamidas, penetrando no SC e aumentando a fluidez lipídica através da rutura do empacotamento lipídico.

Ureia

A ureia promove a permeação transdérmica, facilitando a hidratação do SC e a formação de canais de difusão hidrofílicos no interior da barreira. Os potenciadores de permeação de ureia cíclica são moléculas biodegradáveis, não tóxicas, constituídas por uma porção polar e um grupo éster alquílico de cadeia longa.

Dimetilacetamida e dimetilformamida

Estes compostos são alternativas químicas menos potentes do que o DMSO para aumentar a penetração. Em concentrações baixas, a sua atividade como potenciadores resulta da partição nas regiões da queratina. Em concentrações mais elevadas, aumentam a fluidez dos lípidos através da perturbação do empacotamento dos lípidos em resultado da formação de conchas de solvatação em torno dos grupos de cabeça polar dos lípidos.

Pirrolidonas

A pirrolidona e os seus derivados interagem com a queratina e com os lípidos da pele. Sabe-se que a azona apresenta efeitos aceleradores significativos a baixas concentrações, tanto para fármacos hidrofílicos como hidrofóbicos, e é um dos poucos intensificadores que foram desenvolvidos comercialmente. Estudos de calorimetria diferencial de varrimento demonstraram que a azona afecta as estruturas lipídicas do SC. Além disso, a azona diminui as temperaturas de transição nas bicamadas lipídicas para induzir a formação de uma fase líquida com o consequente aumento da fluidez lipídica.

Terpenos

Os terpenos encontram-se nos óleos essenciais e são compostos constituídos apenas por átomos de carbono, hidrogénio e oxigénio, mas que não são aromáticos. Os terpenos são geralmente considerados menos tóxicos e têm menos efeitos irritantes em comparação com os tensioactivos e outros potenciadores da penetração cutânea, e alguns terpenos foram caracterizados como Geralmente Reconhecidos como Seguros (GRAS) pela FDA dos EUA. Têm uma elevada capacidade de reforço percutâneo, efeito reversível nos lípidos do SC, irritação percutânea mínima a baixas concentrações (1-5%). Além disso, foi demonstrado que uma variedade de terpenos aumenta a absorção percutânea de fármacos hidrofílicos e lipofílicos.11 Sabe-se que tanto os mono como os sesquiterpenos aumentam a absorção percutânea de compostos através do aumento da difusividade do fármaco no SC e/ou através da rutura da barreira lipídica intercelular. Um outro mecanismo de atividade que tem sido postulado é que os terpenóides aumentam a condutividade eléctrica dos tecidos, abrindo assim vias polares no SC. Os agentes tensioactivos funcionam principalmente por adsorção nas interfaces e, assim, interagem com as membranas biológicas, contribuindo para o aumento global da penetração dos compostos. Os tensioactivos catiónicos são mais destrutivos para os tecidos cutâneos, provocando um maior aumento do fluxo do que os tensioactivos aniónicos. Estes últimos, por sua vez, produzem maiores aumentos de fluxo do que os tensioactivos não-iónicos. Os tensioactivos aniónicos podem funcionar através da alteração da função de barreira do SC em resultado da remoção de agentes solúveis em água que actuam como plastificantes. O lauril sulfato de sódio tem sido implicado na modificação reversível dos lípidos, com a consequente desorganização do SC e o aumento da permeação. Além disso, os tensioactivos não iónicos são supostamente capazes de emulsionar o sebo, alterando consequentemente o potencial de partição dos fármacos a favor de uma melhor permeação. O aumento da permeação gerado por esses compostos pode depender da capacidade do fármaco de se dividir entre a forma livre e a forma ligada ou micelar do intensificador.

Ciclodextrinas

As ciclodextrinas são substâncias biocompatíveis que podem formar complexos de inclusão com fármacos lipofílicos, o que resulta num aumento da sua solubilidade, particularmente em soluções aquosas. No entanto, determinou-se que as ciclodextrinas isoladamente são menos eficazes como potenciadores de penetração do que quando combinadas com ácidos gordos e propilenoglicol.

Factores que afectam a permeabilidade transdérmica:

Os factores que influenciam a permeabilidade transdérmica do estrato córneo podem ser classificados em 3 categorias principais:

1. Propriedades físico-químicas dos penetrantes

2. Propriedades físico-químicas dos sistemas de administração de medicamentos

3. Condições fisiológicas e patológicas da pele

(A) Propriedades físico-químicas dos penetrantes:

1. Coeficiente de partição - Os fármacos que possuem solubilidades aquosa e lipídica são absorvidos favoravelmente através da pele. O coeficiente de permeabilidade

transdérmica mostra uma dependência linear do coeficiente de partição. Um coeficiente de partição lípido/água igual ou superior a 1 é geralmente necessário para uma permeabilidade transdérmica óptima.

2. Condições de pH - As condições de pH da superfície da pele e dos sistemas de administração de medicamentos afectam o grau de dissociação das moléculas de medicamentos ionogénicos e a sua permeabilidade transdérmica.

3. Concentração do penetrante - A permeabilidade transdérmica através da pele dos mamíferos é um processo de difusão passiva, pelo que depende da concentração das moléculas do penetrante nas camadas superficiais da pele.

(B) Propriedades físico-químicas dos sistemas de administração de medicamentos:

1. O mecanismo de libertação do fármaco depende do facto de as moléculas do fármaco estarem dissolvidas ou suspensas no sistema de entrega e do coeficiente de partição interfacial do fármaco do sistema de entrega para o tecido cutâneo.

2. Composição dos sistemas de administração de medicamentos - A composição do sistema de administração de medicamentos tem uma grande influência na absorção percutânea de uma molécula de medicamento. Pode afetar não só a taxa de libertação do fármaco, mas também a permeabilidade do estrato córneo através da hidratação, da mistura com lípidos da pele ou de outros efeitos promotores da sorção.

3. Melhoria da permeação transdérmica - A permeação transdérmica dos fármacos pode ser melhorada através da adição de um promotor de sorção ou de permeação ao sistema de administração do fármaco

(a)   Solventes orgânicos como promotores de permeação-

Por exemplo, Dimetilsulfóxido (DMSO), Dimetilacetamida, Dimetilformida, Etilenoglicol, Polietilenoglicol, Etanol

(b)   Agente tensioativo como promotor de permeação - Os tensioactivos aniónicos são os promotores de permeação mais eficazes, por exemplo, lauril sulfato de sódio, dioctil sulfosuccinato de sódio.

(C)   Condições fisiológicas e patológicas da pele:

1. Efeito de reservatório da camada córnea - A camada córnea, especialmente a sua camada mais profunda, pode atuar como um depósito ou reservatório e modificar as características de permeação transdérmica de alguns fármacos.

2. Película lipídica - A película lipídica na superfície da pele, formada pelo produto da excreção da glândula sebácea e dos lípidos das células epidérmicas, mantém a função de barreira do estrato córneo.

3. Hidratação da pele - A hidratação do estrato córneo pode aumentar a permeabilidade da pele em até oito vezes.

4. Temperatura da pele - Verificou-se um aumento de dez vezes na permeação cutânea de 100 a 370 C do ácido acetil salicílico e glucosteróides quando a temperatura ambiente[7] .

CAPÍTULO 5

COMPONENTES BÁSICOS DOS SISTEMAS DE ADMINISTRAÇÃO TRANSDÉRMICA DE MEDICAMENTOS

Os componentes dos dispositivos transdérmicos incluem:

1. CAMADA DE SUPORTE.

2. RESERVATÓRIO QUE CONTÉM A DROGA.

    a. Matriz polimérica.

    b. Medicamento.

    c. Melhoradores de permeabilidade.

    d. Plastificantes.

3. A CAMADA DE CONTROLO DA LIBERTAÇÃO.

4. O ADESIVO.

5. A TIRA DE DESCASQUE.

1. CAMADA DE SUPORTE:

A camada de suporte deve ser impermeável aos fármacos e potenciadores, se utilizados, e, consequentemente, é geralmente impermeável ao vapor de água que é oclusivo. Os materiais de suporte mais utilizados são as películas coextrudidas de alupoly, poliéster, polietileno ou poliéster metalizado laminado com polietileno. A película pode ser transparente, colorida ou metalizada. As membranas de suporte são flexíveis e proporcionam uma boa ligação ao reservatório do medicamento, impedem que o medicamento saia da forma de dosagem através do topo e aceitam a impressão. Protege o produto durante a utilização na pele.

2. RESERVATÓRIO QUE CONTÉM A DROGA:

a) Matriz polimérica:

O polímero controla a libertação do fármaco a partir do dispositivo. O desenvolvimento de sistemas transdérmicos exige uma seleção criteriosa de um material polimérico ou de uma série de polímeros cuja caraterística difusiva seja tal que permita obter uma taxa de permeação desejável de um fármaco específico ou de outro agente bioativo.

O polímero deve cumprir os seguintes requisitos:

1. O peso molecular, a temperatura de transição vítrea e a funcionalidade química do polímero devem permitir uma difusão e libertação adequadas do fármaco específico.

2. O polímero não deve reagir quimicamente com o fármaco.

3. O polímero e os seus produtos de degradação não devem ser tóxicos.

4. O polímero não deve decompor-se aquando do armazenamento ou da utilização

do dispositivo.

5. O polímero deve ser pouco dispendioso.

6. O polímero deve ser fácil de fabricar e deve produzir-se a si próprio no produto

desejado e permitir a incorporação de grandes quantidades de componente ativo

sem

deterioração das suas propriedades mecânicas.

POLÍMERO UTILIZADO EM TDDS

Os polímeros que podem ser utilizados nas formulações transdérmicas são:

1) Polímeros naturais: Derivados da celulose, zeína, gelatina, goma-laca, ceras,
proteínas, gomas e seus derivados, borracha natural, amido, etc.

2) Elastómeros sintéticos: Polibutadieno, borracha de hidrina, polissiloxano, borracha
de silicone, nitrilo, acrilonitrilo, borracha de butilo, borracha de
estireno-butadieno, neopreno, etc.

3) Polímeros sintéticos: Álcool polivinílico, cloreto de polivinilo, polietileno,
polipropileno, poliacrilato, poliamida, poliureia,
polivinilpirrolidona, polimetilmetacrilato, etc.

8) Medicamento: Para desenvolver com êxito um SDCD, o fármaco deve ser

escolhido com muito cuidado. Seguem-se algumas das propriedades desejáveis de um medicamento para administração transdérmica.

Propriedades físico-químicas:

- O medicamento deve ter um peso molecular inferior a cerca de 1000 Daltons.

- O fármaco deve ter afinidade com as fases lipofílica e hidrofílica.

- O medicamento deve ter um ponto de fusão baixo.

Propriedades biológicas:

- O medicamento deve ser potente, com uma dose diária da ordem de alguns mg/dia.

- A semi-vida ($t1/2$) do medicamento deve ser curta.

- O medicamento não deve induzir uma reação cutânea irritante ou alérgica.

- Os fármacos que se degradam no g.i.t. ou que são inactivados pelo efeito hepático de primeira passagem são candidatos adequados para a administração transdérmica.

- A tolerância ao medicamento não deve desenvolver-se com o perfil de libertação quase nulo da administração transdérmica.

- Os medicamentos que têm de ser administrados durante um longo período de tempo ou que causam efeitos adversos em tecidos não visados também podem ser formulados para administração transdérmica.

C) Plastificantes: São utilizados para evitar que as películas se tornem quebradiças.

Um plastificante ideal deve possuir as seguintes propriedades

- Não deve apresentar qualquer ação farmacológica própria.

  Deve ser química e fisicamente estável.

- Deve ser compatível com o medicamento e os componentes formulados.

- Deve ser incolor, inodoro e insípido.

- Deve ser não tóxico, não alergénico e não irritante.

3. CAMADAS DE CONTROLO DA LIBERTAÇÃO:

A membrana de controlo da taxa pode ser uma membrana polimérica microporosa ou não porosa com uma permeabilidade definida ao fármaco.12 A membrana pode ser constituída por qualquer um dos polímeros referidos anteriormente.

4. ADESIVOS:

Até à data, a fixação de todos os dispositivos transdérmicos à pele tem sido efectuada através da utilização de um adesivo sensível à pressão que pode ser posicionado na face do dispositivo ou na parte de trás do dispositivo e que se estende perifericamente.

Ambos os sistemas adesivos devem cumprir os seguintes critérios:

- Deve aderir à pele de forma agressiva e deve ser facilmente removido.

- Não deve deixar resíduos que não possam ser lavados na pele.

- Não deve irritar ou sensibilizar a pele.

O sistema de adesivo facial deve também cumprir os seguintes critérios.

- Compatibilidade física e química com o medicamento, excipientes .

- A permeação do medicamento não deve ser afetada.

- A administração de intensificadores de permeação simples ou em mistura não deve ser afetada.

5. TIRA DE PELÍCULA:

A fita adesiva evita a perda do medicamento que migrou para a camada adesiva durante o armazenamento e também protege o dispositivo acabado contra a contaminação. As folhas de poliéster e os laminados metalizados são as opções.

6. PACOTE:

A embalagem protege os pensos contra a perda de medicamentos e a contaminação durante o armazenamento. Os pensos são embalados individualmente em bolsas de alumínio seladas a quente.

CAPÍTULO 6

DIFERENTES TÉCNICAS DE SISTEMAS DE ADMINISTRAÇÃO

TRANSDÉRMICA

As inovações tecnológicas continuam a ocorrer a um ritmo positivo, o que faz da tecnologia uma área fértil e vibrante de inovação, investigação e desenvolvimento de produtos.

1. Iontoforese

A iontoforese faz passar alguns miliamperes de corrente a alguns centímetros quadrados de pele através do elétrodo colocado em contacto com a formulação, o que facilita a administração do medicamento através da barreira. Utilizada principalmente para a administração de pilocarpina para induzir a transpiração como parte do teste de diagnóstico da fibrose quística. A administração iontoforética de lidocaína parece ser uma abordagem promissora para o rápido início da anestesia.

2. Electroporação

A electroporação é um método de aplicação de impulsos eléctricos curtos e de alta tensão na pele. Após a electroporação, a permeabilidade da pele à difusão de fármacos é aumentada em 4 ordens de grandeza. Pensa-se que os impulsos eléctricos formam poros aquosos transitórios no estrato córneo, através dos quais ocorre o transporte de fármacos. É seguro e os impulsos eléctricos podem ser administrados sem dor, utilizando eléctrodos estreitamente espaçados para limitar o campo elétrico dentro do estrato córneo sem nervos.

3. Aplicação por ultra-sons

A aplicação de ultra-sons, em particular de ultra-sons de baixa frequência, tem demonstrado melhorar o transporte transdérmico de vários medicamentos, incluindo macromoléculas. É também conhecida como sonoforese. Katz et al. relataram a utilização de sonoforese de baixa frequência para a administração tópica de creme EMLA.

4. Utilização de projeção microscópica

Os adesivos transdérmicos com projecções microscópicas denominadas microagulhas foram utilizados para facilitar o transporte transdérmico de medicamentos. As agulhas com cerca de 10-100 mm de comprimento estão dispostas em matrizes. Quando pressionadas na pele, as matrizes fazem perfurações microscópicas que são suficientemente grandes para fornecer macromoléculas, mas suficientemente pequenas para que o doente não sinta a penetração ou a dor. O fármaco é revestido à superfície das microagulhas para facilitar a sua rápida absorção. São utilizadas no desenvolvimento de vacinas cutâneas contra o tétano e a gripe.

Também são utilizados vários outros métodos para a aplicação dos pensos transdérmicos, como a poração térmica, a magnetoforese e as ondas fotomecânicas. No entanto, estes métodos encontram-se numa fase inicial de desenvolvimento e requerem um estudo mais pormenorizado.

Microagulhas para administração transdérmica de medicamentos:

Os fármacos com fraca biodisponibilidade oral são normalmente administrados por injeção hipodérmica, o que causa dor, fraca adesão do doente, necessidade de pessoal treinado e risco de transmissão de doenças infecciosas. A administração transdérmica (TD) constitui uma excelente alternativa, mas a barreira do estrato córneo externo da pele (SC) impede a administração da maioria dos fármacos. Foram utilizadas microagulhas (MNs) à escala micrométrica para perfurar a pele de cadáveres humanos e animais, permitindo assim a administração por via transdérmica de pequenas moléculas, proteínas, ADN e vacinas para ação sistémica.

CAPÍTULO 7

DESAFIOS E OPORTUNIDADES NA ADMINISTRAÇÃO DÉRMICA/TRANSDÉRMICA

A administração transdérmica de medicamentos é uma área excitante e desafiante. Existem numerosos sistemas de administração transdérmica atualmente disponíveis no mercado. No entanto, o mercado transdérmico continua limitado a uma gama restrita de medicamentos. Os novos avanços na administração transdérmica dependem da capacidade de ultrapassar os desafios que se colocam à permeação e à irritação cutânea das moléculas dos fármacos. O aparecimento de novas técnicas para melhorar a permeação cutânea e o desenvolvimento de métodos para diminuir a irritação cutânea alargariam o mercado transdérmico de compostos hidrofílicos, macromoléculas e medicamentos convencionais para novas indicações terapêuticas. Como é evidente pelos ensaios clínicos em curso de uma grande variedade de medicamentos para várias condições clínicas, há um grande futuro para a administração transdérmica de medicamentos. A administração de fármacos através da pele tem sido uma área de investigação atraente e desafiante. Os avanços nas tecnologias modernas estão a resultar num maior número de fármacos administrados por via transdérmica, incluindo fármacos convencionais hidrofóbicos de pequenas moléculas, fármacos hidrofílicos e macromoléculas. Os sistemas transdérmicos são uma forma desejável de administração de medicamentos devido às vantagens óbvias em relação a outras vias de administração. A administração transdérmica proporciona aos doentes uma autoadministração cómoda e indolor. Elimina a administração frequente de doses e os picos e vales do nível plasmático associados à dosagem oral e às injecções para manter uma concentração constante do fármaco e um fármaco com uma semi-vida curta pode ser administrado facilmente. Tudo isto leva a uma maior adesão do doente, especialmente quando é necessário um tratamento a longo prazo, como no tratamento da dor crónica e na terapia para deixar de fumar. Outra vantagem da administração transdérmica é evitar o metabolismo hepático de primeira passagem e o trato gastrointestinal para os medicamentos pouco biodisponíveis. A eliminação deste efeito de primeira passagem permite que a quantidade de fármaco administrada seja menor e, por conseguinte, mais segura em doentes com problemas hepáticos, o que resulta na redução dos efeitos adversos. Os sistemas transdérmicos são geralmente pouco dispendiosos quando comparados com outras terapêuticas numa base de custo mensal, uma vez que os adesivos são concebidos para administrar medicamentos durante 1 a 7 dias. A outra vantagem da administração transdérmica é o facto de ser possível a administração múltipla, a pedido ou a taxa variável de fármacos com os mais recentes sistemas programáveis, acrescentando mais benefícios às formas de dosagem convencionais em adesivo.

IONTOFORESE: UMA POTENCIAL EMERGÊNCIA DE UM SISTEMA DE ADMINISTRAÇÃO TRANSDÉRMICA DE MEDICAMENTOS

A libertação de fármacos na circulação sistémica através da pele tem suscitado muita atenção durante a última década. Os sistemas terapêuticos transdérmicos propõem a libertação controlada de ingredientes activos através da pele e na circulação sistémica de forma previsível. Os fármacos administrados através destes sistemas escapam ao metabolismo de primeira passagem e mantêm um estado estável semelhante a uma infusão intravenosa contínua durante vários dias. No entanto, a excelente natureza impermeável da pele constitui o maior desafio para a administração bem sucedida de moléculas de fármacos utilizando os conceitos de iontoforese. A presente análise aborda os princípios e as inovações recentes no domínio do sistema de administração iontoforética de fármacos, bem como os factores que afectam o sistema. Este sistema de administração utiliza a corrente eléctrica como força motriz para a permeação de medicamentos iónicos e não iónicos. A lógica subjacente à utilização desta técnica consiste em alterar de forma reversível as propriedades de barreira da pele, o que poderá melhorar a penetração de fármacos como proteínas, péptidos e outras macromoléculas, a fim de aumentar a administração sistémica de compostos de elevado peso molecular com uma cinética de entrada controlada e uma variabilidade mínima entre sujeitos. Embora a iontoforese pareça ser uma candidata ideal para ultrapassar as limitações associadas à administração de fármacos iónicos, é imperativa uma maior extrapolação desta técnica para utilidade translacional e aplicação humana em massa.

CAPÍTULO 8

DIRECÇÃO FUTURA DA TDDS

A expansão da utilização de novas técnicas de melhoramento da permeação com macromoléculas e outras moléculas convencionais para uma gama mais vasta de indicações é altamente desejável para a indústria transdérmica. Os métodos de melhoramento físico permitem uma melhoria substancial da taxa de administração de agentes terapêuticos através da pele. Atualmente, vários destes métodos estão a ser objeto de uma investigação aprofundada, sendo de esperar novos TDS baseados em dispositivos num futuro próximo. É também de esperar que surja no mercado, num futuro próximo, o primeiro pró-fármaco transdérmico. Os novos pró-fármacos não só ajudariam a atingir os níveis terapêuticos de alguns medicamentos, como também poderiam ajudar a aliviar a irritação da pele. A incidência e a importância das reacções de irritação cutânea diminuirão com a disponibilidade crescente de métodos de melhoria da permeação física e com os novos avanços nas formulações de medicamentos tópicos, como os lipossomas, as microemulsões, as nanopartículas e os géis de evaporação. Os avanços nos análogos dos intensificadores de permeação química que mostram melhorias significativas na limitação da irritação cutânea são promissores para o desenvolvimento de intensificadores químicos seguros e devem ser examinados mais aprofundadamente no futuro

CAPÍTULO 9

APLICAÇÃO CLÍNICA

Medicina dentária

A medicina dentária, provavelmente ainda mais do que a fisioterapia, tem utilizado a iontoforese em doentes antes de procedimentos cirúrgicos orais.

- Tratamento da dentina hipersensível (por exemplo, em dentes sensíveis ao ar e a líquidos frios) utilizando iões de flúor com carga negativa;

- Tratamento de úlceras orais ("aftas") e lesões de herpes orolabial ("herpes labial") utilizando corticosteróides de carga negativa e medicamentos antivirais, respetivamente; e

- A aplicação de anestésicos locais para produzir anestesia tópica profunda, como é feito em algumas aplicações de fisioterapia.

Dermatologia

A iontoforese tem muitas utilizações no domínio da dermatologia. Exceptuando a utilização de lidocaína para anestesia e o tratamento de doentes com hiperidrose, a maioria das utilizações da iontoforese em dermatologia foi largamente abandonada. A iontoforese com água da torneira ou compostos anticolinérgicos tem sido utilizada para o tratamento de doentes com hiperidrose das palmas das mãos, pés e axilas.

Otorrinolaringologia

A iontoforese é um método preferido para obter anestesia da membrana timpânica antes de procedimentos cirúrgicos simples que envolvam essa estrutura. A iontoforese de zinco foi também utilizada para o tratamento de doentes com rinite alérgica.

Oftalmologia

A iontoforese tem sido utilizada experimentalmente para administrar antibióticos no olho. A principal desvantagem desta técnica é o tempo necessário para o contacto direto do elétrodo com o olho.

Aplicações de diagnóstico

A aplicação iontoforética do fármaco pilocarpina produz uma transpiração intensa, permitindo a recolha e análise de quantidades suficientes de suor. Este é atualmente aceite como o teste primário para o diagnóstico da fibrose quística.

CONCLUSÃO

O sistema de administração transdérmica de medicamentos tem vindo a ganhar importância nos últimos anos. A via transdérmica é uma opção extremamente atractiva para os medicamentos com farmacologia e físico-química adequadas. O sistema de administração transdérmica de fármacos tem as vantagens potenciais de evitar o metabolismo hepático de primeira passagem, mantendo um nível sanguíneo constante durante um período de tempo mais longo, o que resulta numa redução da frequência de dosagem, numa melhor biodisponibilidade, numa diminuição da irritação gastrointestinal que ocorre devido ao contacto local com a mucosa gástrica e numa melhor adesão dos doentes.[16] Recentemente, está a tornar-se evidente que os benefícios da infusão intravenosa de fármacos podem ser duplicados de perto, sem os seus perigos, utilizando a pele como parte da administração de fármacos para proporcionar uma infusão transdérmica contínua de fármacos através da pele intacta.

REFERÊNCIAS

1. Loyd V. Allen Jr., Nicholas G. Popovich, Howard C. Ansel. Pharmaceutical dosage forms and drug delivery systems, 8th Edition, Wolter Kluwer Publishers, New Delhi, 2005 pp. 298-299.

2. Kumar P, Sankar C, Mishra B. Entrega de macromoléculas através da pele. The Indian Pharmacist 2004,5(3): 7-17.

3. Kumar R, Philip A. Tecnologias transdérmicas modificadas: Breaking the Barriers of Drug Permeation via the Skin. Trop J Pharm Res. 2007, 6(1):633-644.

4. Rizwan M, Aqil M, Talegoankar S, Azeem A, Sultana Y, Ali A. Enhanced transdermal drug delivery techniques: an extensive review on patents. Recent Pat Drug Deliv&formul. 2009, 3(2):105-24.

5. Cevc G, Vierl U. Nanotecnologia e a via transdérmica. A state of the art review and critical appraisal. J Control Release. 2010;141(11):277-299.

6. Tiwary AK, Sapra B, Jain S. Innovations in transdermal drug delivery: formulations and techniques.Recent Pat Drug Deliv Formul. 2007;1:23-36.

7. Samad A, Ullah Z, Alam MI, Wais M, Shams MS. Transdermal drug delivery system: patent reviews.Recent Pat Drug Deliv Formul. 2009;3(2):143-52.

8. Rizwan M, Aqil M, Talegaonkar S, Azeem A, Sultana Y, Ali A. Enhanced transdermal drug delivery techniques: an extensive review of patents. Recent Pat Drug Deliv Formul. 2009;3(2):105-124.

9. Prausnitz MR, Mitragotri S, Langer R. Current status and future potential of

transdermal drug delivery. Nat Rev Drug Discov. 2004;3(2):115-124.

10. Banga AK. Aplicações de microporação para melhorar a administração de medicamentos. Expert Opin Drug Deliv.2009;6(4):343-54.

11. Kalluri H, Banga AK. Microneedles and transdermal drug delivery (Microagulhas e administração transdérmica de medicamentos). J Drug Del Sci Tech.2009;19(5):303-310.

12. Dalvi UG, Zatz J. Effects of nonionic surfactants on penetration of dissolved benzocaine through hairless mouse skin. J Soc Cosmet Chem. 1999;32:87-94.

13. Kushla GP, Zatz JL. Correlação do aumento do fluxo de água e lidocaína por surfactantes catiónicos *in vitro*. J Pharm Sci. 1991;80:1079-83.

14. Lopez A, Llinares F, Cortell C, Herraez M. Efeitos melhoradores comparativos de Span® 20 com Tween®20 e Azone® na penetração percutânea in *vitro* de compostos com diferentes lipofilicidades. Int J Pharm. 2000;202:133-40.

15. Froebe CL, Simion FA, Rhein LD, Cagan RH, Kligman A. Stratum corneum lipid removal by surfactants: Relação com a irritação in vivo. Dermatologica. 1990;181:277-83.

16. Aulton ME. Pharmaceutics -The science of dosage form design. 2nd ed. Philadelphia

(EUA): Churchill Livingstone; 2002.

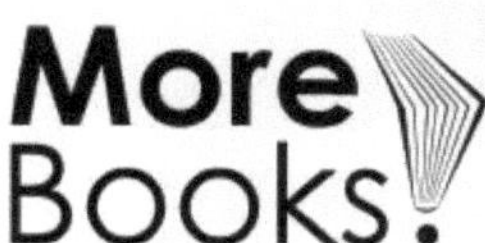

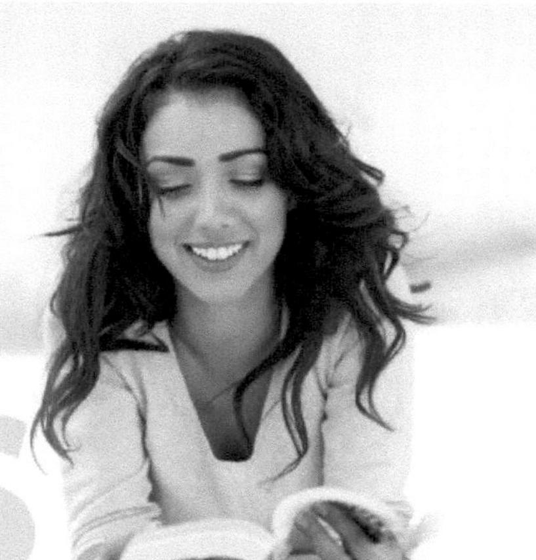

yes
I want morebooks!

Buy your books fast and straightforward online - at one of world's fastest growing online book stores! Environmentally sound due to Print-on-Demand technologies.

Buy your books online at
www.morebooks.shop

Compre os seus livros mais rápido e diretamente na internet, em uma das livrarias on-line com o maior crescimento no mundo! Produção que protege o meio ambiente através das tecnologias de impressão sob demanda.

Compre os seus livros on-line em
www.morebooks.shop

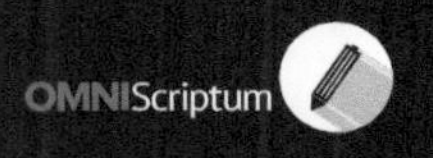

MIX
Papier aus verantwortungsvollen Quellen
Paper from responsible sources
FSC® C105338

Printed by Books on Demand GmbH, Norderstedt / Germany

Avanços recentes no sistema de administração transdérmica de medicamentos

Nos produtos transdérmicos, o objetivo da conceção da dosagem é maximizar o fluxo através da pele para a circulação sistémica e, simultaneamente, minimizar a retenção e o metabolismo do fármaco na pele. A administração de fármacos na circulação sistémica através da pele gerou muito interesse durante a última década, uma vez que os sistemas transdérmicos de administração de fármacos oferecem muitas vantagens em relação às formas de dosagem convencionais e aos sistemas orais de libertação controlada, uma vez que evitam o metabolismo hepático inicial, diminuem a frequência de administração, reduzem os efeitos secundários gastrointestinais e melhoram a adesão do doente.

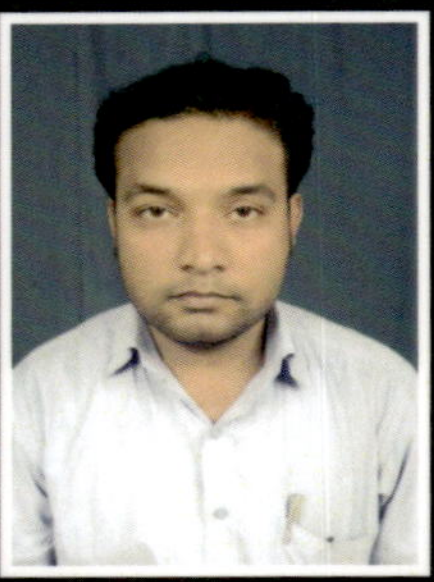

O Dr. Debjit Bhowmik trabalha atualmente como Professor Associado, no Instituto Himachal de Educação e Investigação Farmacêutica, Nadaun, Himachal Pradesh H.P.. Trabalhou como coordenador do acampamento científico ao abrigo do programa de estágios INSPIRE patrocinado pelo Departamento de Ciência e Tecnologia e como secretário de organização do seminário ICMR, DST, SERB e Sponcer.

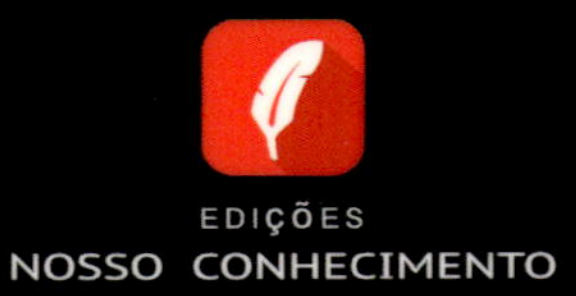

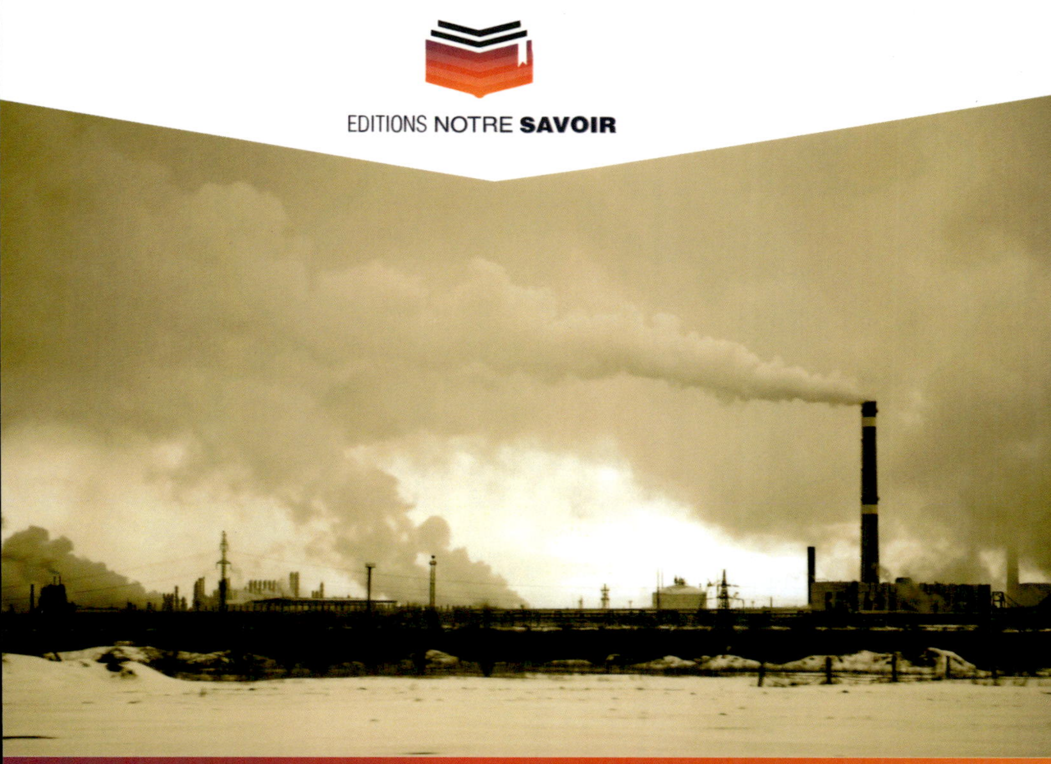

EDITIONS NOTRE **SAVOIR**

Pollution de l'air et de l'eau

Chimie de l'environnement pour les débutants

Geetha Thuruthiyath